NOUVELLE
PINCE LARYNGIENNE
ANTÉRO-POSTÉRIEURE A FENTE MÉDIANE

OBSERVATIONS DE POLYPES LARYNGIENS ENLEVÉS
A L'AIDE DE CETTE PINCE

Communication faite au Congrès de la Société française d'Otologie,
Laryngologie et Rhinologie, dans la Séance du 4 mai 1891

PAR LE

Dr FERDINAND SUAREZ DE MENDOZA, de Paris

Docteur en Médecine des Facultés de Paris et de Madrid
Membre de la Société de Médecine de Paris
Des Sociétés d'Ophtalmologie, Otologie, Laryngologie et Rhinologie de Paris
Membre fondateur de la Société française d'Otologie et Laryngologie
Membre de l'Académie médico-chirurgicale espagnole
Membre de l'Association française de Chirurgie

DEUXIÈME ÉDITION

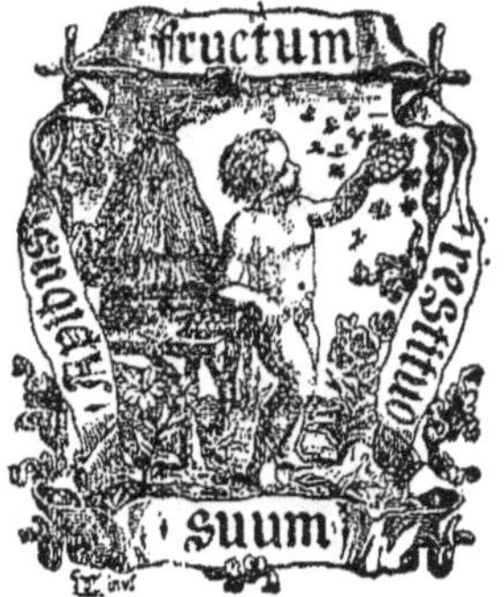

PARIS
SOCIÉTÉ D'ÉDITIONS SCIENTIFIQUES
PLACE DE L'ÉCOLE DE MÉDECINE
4, Rue Antoine-Dubois, 4

1899

NOUVELLE

PINCE LARYNGIENNE

ANTÉRO-POSTÉRIEURE A FENTE MÉDIANE

Observations de polypes laryngiens enlevés à l'aide de
cette pince

TRAVAUX DU MÊME AUTEUR

MÉDECINE ET CHIRURGIE GÉNÉRALES

Sur la périostite phlegmoneuse diffuse. (Thèse de doctorat, Paris, 1876).

Étude sur le bec-de-lièvre compliqué. En collaboration avec son frère, le Dr Albert SUAREZ DE MENDOZA, de Madrid : *Bulletin général de thérapeutique*, 1888.

Corps étranger de l'œsophage, *arrêté à vingt-trois cm. des arcades dentaires, et enlevé au 5e jour par un procédé nouveau, à l'aide de la sonde œsophagienne Colin-Verneuil, et du panier de de Gruefe modifié*, par le Dr F. SUAREZ DE MENDOZA. Observation communiquée à l'Acad. de Méd., par M. le professeur VERNEUIL : *Bulletin de l'Acad. de Méd.*, 1888.

MALADIES DES YEUX

Succès immédiat et insuccès tardif dans l'opération de la cataracte. Communication à la Société française d'Ophtalmologie, 1887.

Oulétomie et iridectomie secondaire dans la récidive du glaucome opéré. Communication à la Société française d'Ophtalmologie, 1887.

Sur la notation de l'Astigmatisme. Communication à la Soc. fr. d'Ophtalm., 1888.

Sur la notation de l'Astigmatisme. Communication à la Soc. fr. d'Ophtalm., 1889.

La suture de la cornée dans l'opération de la cataracte. Mémoire lu à l'Académie de Médecine et communiqué à la Sociétété française d'Ophtalmologie, 1889.

Nouveaux faits à l'appui des avantages qu'offre la suture de la cornée dans l'opération de la cataracte. Communication à la Société d'Ophtalmologie de Paris, 1898.

L'Audition colorée. Étude sur les fausses perceptions sensorielles secondaires physiologiques, et particulièrement sur les pseudo-sensations de couleurs, associées aux perceptions objectives des sons. Mémoire communiqué à la Société française d'Ophtalmologie : *Bulletins et Mémoires*, 1890. — Paris, 1890, O. Doin, éditeur.

MALADIES DES OREILLES

Sur un cas d'épilepsie guéri par l'ablation d'un polype de la caisse, lequel occupait tout le conduit auditif. Communic. à la Soc. fr. d'Otol. et de Laryng., 1888.

Sur le traitement des obstructions de la trompe d'Eustache. Communication à la Société française d'Otologie et de Laryngologie, 1888.

Traitement des obstructions de la trompe d'Eustache par la dilatation continue. Communication à l'Académie de Médecine, 1888.

Instruments pour le traitement des obstructions de la trompe d'Eustache. Note lue au Congrès international d'Otologie de Bruxelles, 1888.

Note sur le traitement galvanocaustique des obstructions de la trompe d'Eustache. Communication à la Société française d'Otologie et de Laryngologie, 1889.

Deux observations d'accidents graves, consécutifs à une instillation de cocaïne dans la caisse tympanique. Communication à la Société fr. d'Otol. et de Laringol., 1889.

Contribution à l'étude des accidents que peut provoquer l'insufflation de Politzer. Communication à la Société française d'Otol. et de Laryng., 1889.

Contribution à l'étude du diagnostic et du traitement des obstructions de la trompe d'Eustache. Communication au Congrès internat. d'Otol. de Paris, 1889.

Nouvelle contribution au traitement des obstructions de la trompe d'Eustache. Communication à la Société de Chirurgie de Paris, 1890.

Sur le traitement de la sclérose de la caisse par la raréfaction et la condensation progressive, et manométriquement évaluée de l'air du conduit auditif externe. Communication à la Société française d'Otol. et de Laryng., 1890

Sur l'emploi des bougies régulièrement graduées dans le traitement des obstructions de la trompe d'Eustache. Communication faite au Congrès international d'Otologie de Londres, 1899.

MALADIES DU LARYNX, DE LA GORGE ET DU NEZ

Modification de la pince laryngienne, pour faciliter l'extraction des petits polypes non pédiculés des cordes vocales. Communication à la Soc. fr. d'Otol. et de Laryngol., 1889.

Sur les applications du courant galvanique au traitement des affections des fosses nasales. Commun. au Congrès internat. d'Otol. de Paris, 1889.

Nouveau procédé pour le traitement de l'obstruction nasale. Communication à la Société d'Otologie de Paris, 1898.

NOUVELLE
PINCE LARYNGIENNE
ANTÉRO-POSTÉRIEURE A FENTE MÉDIANE

OBSERVATIONS DE POLYPES LARYNGIENS ENLEVÉS
A L'AIDE DE CETTE PINCE

Communication faite au Congrès de la Société française d'Otologie,
Laryngologie et Rhinologie, dans la Séance du 4 mai 1891

PAR LE

Dr FERDINAND SUAREZ DE MENDOZA, de Paris

Docteur en Médecine des Facultés de Paris et de Madrid
Membre de la Société de Médecine de Paris
Des Sociétés d'Ophtalmologie, Otologie, Laryngologie et Rhinologie de Paris
Membre fondateur de la Société française d'Otologie et Laryngologie
Membre de l'Académie médico-chirurgicale espagnole
Membre de l'Association française de Chirurgie

DEUXIÈME ÉDITION

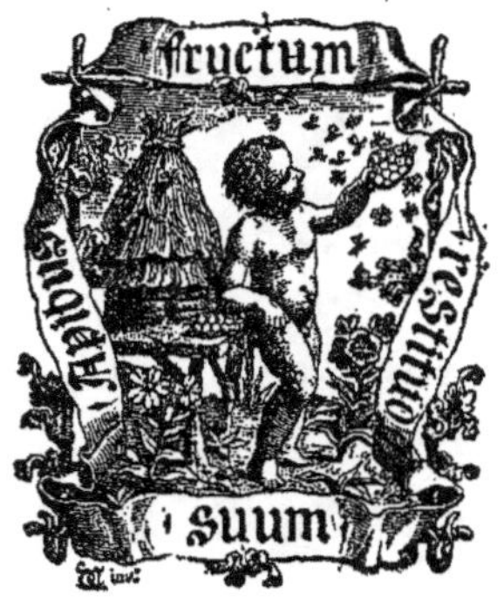

PARIS
SOCIÉTÉ D'ÉDITIONS SCIENTIFIQUES
PLACE DE L'ÉCOLE DE MÉDECINE
4, Rue Antoine-Dubois, 4
1899

NOUVELLE
PINCE LARYNGIENNE

ANTÉRO-POSTÉRIEURE A FENTE MÉDIANE

OBSERVATIONS DE POLYPES LARYNGIENS ENLEVÉS
A L'AIDE DE CETTE PINCE

*Communication faite au Congrès de la Société française d'Otologie,
Laryngologie et Rhinologie, dans la séance du 4 mai 1891*

PAR LE

Dʳ **FERDINAND SUAREZ DE MENDOZA**, de Paris

La pince laryngienne est d'origine relativement récente.
Elle suivit de près l'apparition de l'utile instrument qui
permit d'explorer *de visu* l'appareil vocal de l'homme : j'ai
nommé le laryngoscope inventé par le professeur Jean
Czermack (de Pesth), dans l'hiver de 1857-1858.

Avant cette époque, les polypes du larynx n'avaient
guère été constatés que dans quelques rares autopsies,
et n'étaient, pour ainsi dire, pas encore officiellement
reconnus en médecine ; aussi n'était-il point question de
les arracher. Il va sans dire que, pour n'avoir pas d'état
civil médical, ces tumeurs n'en existaient pas moins, ou
plutôt ne s'en portaient que mieux : c'était le bon temps.

Mais vint le laryngoscope ; et sitôt qu'avec son miroir scrutateur, il eut mis à découvert ces excroissances cachées, on s'occupa de les détruire par tous les moyens possibles : qui par les cautérisations thermiques, chimiques ou galvaniques, qui par les couteaux ou guillotines, qui par les polypotomes, écraseurs ou serre-nœuds, qui par les pinces. Nous allons passer en revue ces derniers instruments, en nous restreignant toutefois aux pinces qui servent à l'arrachement, sans rien dire de celles qui ont pour objet le raclage des cordes vocales.

Les pinces laryngiennes peuvent se diviser en trois types principaux : *A*, pinces à branches latérales ou simplement à mors latéraux ; *B*, pinces antéro-postérieures ; *C*, pinces tubulaires.

A. Les pinces latérales ont été, semble-t-il, les premières employées. Dans ce groupe, nous trouvons celles de Fauvel, de Mackenzie, de Tobold et de Mathieu. La première est fabriquée d'après une courbure spéciale, que tout laryngogiste connaît, plus prononcée que celle de la seconde : toutes deux, abstraction faite de l'arc de courbure, sont repliées à angle droit, tandis que la pince de Tobold, très ouverte, fait un angle d'environ 135 degrés. Quant à la pince latérale de Mathieu, elle est formée de deux branches glissant l'une sur l'autre ; un système d'articulation, basé sur le parallèlogramme, transforme, tout près des mors, ce mouvement propulseur en mouvement latéral ; comme angle, ce modèle est un peu plus ouvert que celui de Fauvel.

La pince latérale présente l'avantage de laisser accessibles à la vue le champ opératoire et la tumeur à saisir ; elle permet, en outre, de déployer une assez grande force. Mais en raison de la direction latérale de son jeu, il n'est pas toujours possible de l'employer, du moins facilement,

comme lorsque, par exemple, la tumeur est implantée sur
le bord ou au-dessus des cordes vocales : dans ce cas, le
mouvement antéro-postérieur est plus favorable.

B. Comme les précédentes, la plupart des pinces antéro-
postérieures permettent aussi de déployer beaucoup de
force ; en outre, la direction de leurs mors se prête géné-
ralement mieux à la préhension de la tumeur, quel que
soit son point d'implantation. Mais cet avantage est balancé
par un grave inconvénient : ce genre de pince masquant à
l'œil du chirurgien le néoplasme et le champ opératoire ;
ce reproche peut du moins s'adresser à toutes celles qu'on
a inventées jusqu'à ce jour. C'est à ce défaut que l'on a
remédié dans la construction de notre instrument.

Les modèles de pinces antéro-postérieures sont plus
nombreux que ceux de pinces latérales ; ce qui semblerait
témoigner en leur faveur. Il y a ceux de Fauvel, de Mac-
kensie, de Cusco, de Mathieu, de Mandl, de Krishaber, de
Gouguenheim, de Stœrk, de Frænkel, de Ruault, d'Aubry,
de Luër, de Durham, de Jurazs et Gottstein, de Schein-
mann, et d'autres encore, sans aucun doute. La plupart
forment un angle légèrement supérieur à 90 degrés.

Parmi ces pinces, les unes sont à articulation unique et
à branches d'une seule pièce ; d'autres à articulation triple
comportant ou non une sorte de petite biélette ; une troisième variété, à courbure spéciale, très légère, non moins
forte, est constituée par deux branches glissant l'une sur
l'autre. Le système d'articulations multiples a l'inconvénient de diminuer la force des pinces et surtout d'entraîner
un mouvement inégal et de même sens des mors, ce qui
nuit à la précision du mouvement opératoire ; tandis
qu'avec l'articulation simple, les branches étant chacune
d'une seule pièce, l'instrument est plus solide et mieux
équilibré, le mouvement plus sûr. En outre, les deux mors

convergent l'un vers l'autre et d'un mouvement égal, ce qui rend bien plus facile la préhension de la tumeur.

C. Les pinces tubulaires sont surtout en faveur en Allemagne et en Autriche, et les modèles en sont assez nombreux. Je citerai ceux de Türck, de Bruns, de Fauvel, de Mathieu, de Stœrk, de Schrœtter, de Mackenzie, de Tobold, de Krause et Tornwaldt, de Bœker, de Gottstein, etc. Elles ont l'avantage de pouvoir agir non seulement dans les deux sens latéral et antéro-postérieur, mais encore dans tous les sens intermédiaires, au gré de l'opérateur. Mais elles développent en général moins de force, et certaines mêmes ne peuvent donner de bons résultats. Remarquons encore que le fil glissant dans la canule finit par s'oxyder et peut se rompre pendant les efforts de traction : d'où, pour certains modèles du moins, la chute des mors dans la trachée et accidents consécutifs.

Dans la plupart de ces pinces, c'est le tube formant gaîne qui est mobile ; dans quelques autres, comme dans les instruments de Stœrk et de Schrœtter, la canule est fixe tandis que les mors se meuvent, mais en se refermant s'éloignent de la tumeur. C'est là un défaut notoire, ajoutant à l'opération une difficulté de plus, que l'on parvient toutefois à vaincre par l'habitude.

Pour ma part, préférant, entre ces divers instruments, les pinces antéro-postérieures, je m'en sers depuis longtemps dans presque tous les cas de polypes laryngiens.

Cependant les modèles existants ne répondaient pas bien à mes desiderata, et je ne m'en servais que faute de mieux, me réservant de les perfectionner si possible.

Déjà, en mai 1888, ayant à enlever un petit polype implanté au milieu et sur le bord inférieur de la corde vocale droite, et l'instrument pinçant la corde gauche, j'eus l'idée d'en limer les bords correspondants : ce qui permit d'enlever la tumeur sans craindre de blesser la corde saine, ainsi qu'on le verra par les détails de l'observation rapportée plus loin à titre de document.

Cette petite modification, qui nécessite l'emplette de deux modèles, un pour la droite, un pour la gauche, était un premier progrès dans cet ordre de recherches. Restait à corriger le plus grave défaut de la pince antéro-postérieure, ce que j'appellerai « l'occultation » du champ opératoire. Jusque-là, dans ma pratique, j'avais pallié l'inconvénient en inclinant la pince à droite ou à gauche suivant le cas, de manière à ménager, dans l'angle des mors, un accès à la vision. Mais cela laissait beaucoup à désirer, et je cherchai à faire mieux.

Ce que je rêvais de créer, c'était un modèle antéro-postérieur, qui n'eût pas, comme tous ceux du même groupe, le grave défaut de masquer le champ opératoire juste au moment précis où il importe le plus de le bien voir.

Quoique le problème semblât, de prime abord, impossible à résoudre, je me mis résolument à l'œuvre, pendant mes moments de loisir. Après divers projets successivement rejetés, je m'arrêtai enfin à celui d'une pince dont les branches et les mors présenteraient une longue fente médiane antéro-postérieure.

Mais la mise à exécution de cette idée n'était pas chose facile, et ne pouvait être confiée au premier venu. Heureusement, le hasard, bon prince parfois, me servit à souhait en cette circonstance. En effet, ayant tout dernièrement à opérer une tumeur laryngienne chez un jeune homme, et les diverses pinces essayées ne me donnant pas entière satisfaction, je laissai échapper quelques mots de mon projet d'instrument ; or il se trouva que mon client était un intelligent et habile ouvrier mécanicien. Je lui exposai mon plan, qu'il saisit très bien, et lui en confiai l'exécution.

Je dois vous dire que l'instrument ne fut pas réussi du premier coup. Ce ne fut qu'au bout de trois essais consécutifs que je pus obtenir une pince réalisant bien mes desiderata. En effet, un premier modèle, fendu sur une longueur de trois centimètres à partir de l'extrémité coupante, ne répondant pas à mon espoir, j'en fis faire un second, fendu sur une longueur de huit centimètres, soit jusqu'à la moitié de l'arc de courbure ; ce modèle laissant encore à désirer, j'en fis fabriquer un troisième, fendu de quatre centimètres de plus, soit jusqu'à l'extrémité opposée de l'arc, c'est-à-dire jusqu'au raccord de cette courbe avec la portion droite extra-buccale.

C'est ce dernier modèle que j'ai l'honneur de vous soumettre. Avant de vous le présenter, j'ai tenu à savoir, avec la plus grande certitude possible, s'il n'existait pas déjà quelque modèle construit sur le même principe. Les recherches auxquelles je me suis livré dans ce but et qui m'ont amené à passer en revue les principaux modèles de pinces laryngiennes, me permettent de répondre à cette question par la négative.

Voici la description de mon instrument :

C'est une pince antéro-postérieure et à fente médiane de même sens : tel est le principe sur lequel repose sa construction, et qui la distingue des pinces du même groupe.

Cette fente caractéristique, large de trois millimètres, se continue sur une longueur de douze centimètres et demi, depuis l'extrémité des mors jusqu'à la limite externe de l'arc de courbure ; ce qui permet à l'œil du chirurgien l'accès du champ opératoire à tous les temps de l'opération. L'instrument réunit donc à la fois les avantages de la pince latérale et ceux de la pince antéro-postérieure.

Le modèle que vous avez sous les yeux et que je soumets à votre appréciation est formé de deux branches courbées sous un angle d'environ 87 degrés, articulées en deux points, à sept et trois centimètres de côté et d'autre du milieu de la courbe, et dont l'une est engagée dans l'autre sur la moitié de sa longueur.

La branche enveloppante, faite d'une seule pièce, est fendue sur une longueur de dix-huit centimètres et demi, soit depuis l'extrémité laryngienne jusqu'à un centimètre et demi au delà du principal point d'articulation, situé dans la portion extra-buccale.

La branche enveloppée, légèrement coudée en ce point, est formée de deux pièces articulées entre elles, quatre centimètres plus loin vers la courbe, à l'aide d'un rivet-curseur glissant dans une rainure et faisant en quelque sorte biélette. C'est à partir et près de cette articulation interne que la partie pharyngo-laryngienne est fendue, et ce, sur une longueur de douze centimètres et demi. Ainsi assemblées, les deux parties de la branche s'engagent dans la première, et sont articulées avec elle en deux points comme nous l'avons dit.

L'articulation principale et extra-buccale est faite d'une vis pleine et n'a rien de particulier. Mais il n'en est pas de même de la seconde, située dans la partie pharyngo-laryngienne de l'instrument. Comme une vis traversière aurait gêné la vue, on a tourné la difficulté en articulant séparément les parois correspondantes et en contact des deux branches fenêtrées.

Mettant à profit l'amélioration que j'avais, dès 1888, apportée au fonctionnement des mors, j'ai fait faire deux exemplaires de mon modèle : un pour la droite et un pour la gauche.

Telle est ma pince laryngienne antéro-postérieure à fente médiane. Le modèle à triple articulation est un peu compliqué, et j'ai pensé qu'il gagnerait à être simplifié

dans ses détails. Et je viens précisément d'en faire faire
un nouveau, toujours sur le même principe, mais à articulation unique au milieu de l'arc de courbure, à branches
rentrantes d'une seule pièce chacune et plus largement
fendues.

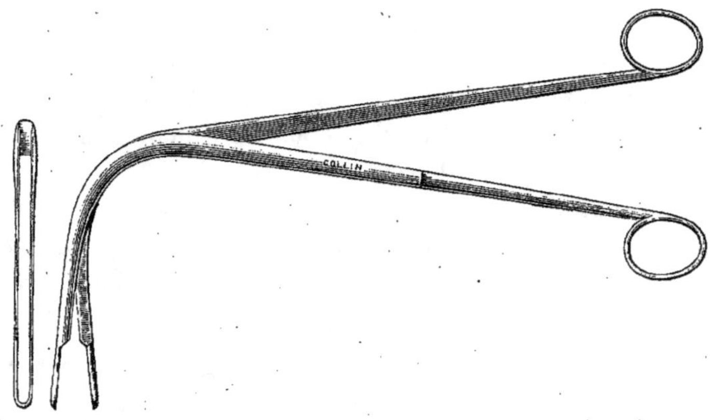

Ce nouveau modèle, qui n'a été prêt qu'au dernier
moment et que, par conséquent, je n'ai pu encore mettre
à l'épreuve pratique, présente, outre l'avantage d'une
plus grande simplicité, celui d'être plus solide, mieux
équilibré, et plus favorable à la vision ; enfin il a encore
celui d'entraîner un mouvement égal et convergent des
mors. En résumé, force et précision, facilité de vision et
de préhension plus grandes encore, telles sont les qualités
de cette nouvelle pince laryngienne antéro-postérieure,
qui pourra rendre à la chirurgie du larynx de très utiles
services.

OBSERVATION I

Voici d'abord, à titre de document, le cas relatif à ma
première modification de la pince laryngienne.

M. l'abbé F..., curé de Champtoceaux (Maine-et-Loire),

vient à ma consultation le **31 mai 1888**. Il me raconte que, depuis un an, il est atteint d'un enrouement, lequel, intermittent d'abord, a fini par devenir permanent et assez fort pour le gêner dans l'exercice de ses fonctions.

Le malade jouit d'une bonne santé habituelle, et n'est sujet ni aux rhumes ni aux bronchites ; ses antécédents héréditaires et personnels n'accusent rien qui soit digne d'être signalé. Les divers traitements qu'il a suivis depuis un an pour son mal de gorge n'ont amené aucune amélioration.

A l'examen laryngoscopique, très mal supporté, je constate la présence, sur la corde vocale droite, d'un petit polype qui n'est visible que par instants, à cause de l'excessive sensibilité de la gorge, persistant même après l'emploi de la cocaïne. Je conseille l'usage de gargarismes bromurés, et dans des séances multipliées, j'habitue peu à peu le malade au contact des instruments.

Au bout de huit séances il est assez préparé. Je peux remarquer alors que le polype, qui est gros comme un grain de mil, est implanté au milieu et sur le bord inférieur de la corde vocale, de telle sorte que, pendant la phonation, il est presque invisible. J'essaie de faire l'ablation avec la pince antéro-postérieure de Mathieu. Mais toujours il échappe à la préhension, tandis que la corde vocale gauche est pincée entre les mors de l'instrument. Ce que voyant, j'en ai limé les bords gauches pour pouvoir agir entre les cordes vocales au moment de l'adduction, sans craindre de blesser la corde saine.

Le lendemain, **29 juin 1888**, après cocaïnisation du larynx, j'y introduis la pince fermée ; lorsqu'elle est au niveau de la glotte, je l'ouvre en l'appliquant à la fois contre la commissure antérieure et la corde vocale droite : la glotte se contracte, je ferme la pince et le polype est prestement arraché.

Immédiatement après l'opération, la voix redevient claire ; et le malade part très satisfait après m'avoir fait par deux fois, à titre d'essai, des vocalises qu'il émet d'une voix pleine, vibrante et pure.

OBSERVATIONS II & III

Depuis sa création, le modèle que vous avez sous les yeux m'a servi dans deux cas : d'abord, pour enlever la tumeur à large implantation que portait mon jeune et aimable fabricant, sur la corde vocale gauche ; et une seconde fois, chez un autre client. pour l'ablation d'un polype situé au-dessous des cordes vocales et dont le tiers supérieur seul était visible au moment de la phonation.

Voici cette dernière observation, dont je vous fais passer le corps du délit.

M. X..., âgé de trente-quatre ans, au service de Mme la baronne de***, me fut envoyé le 27 novembre 1890 par sa maîtresse qui me priait d'examiner le larynx du malade ; car depuis trois ans il était toujours enroué et dernièrement il était devenu presque aphone ; ce qui faisait craindre à cette dame une affection tuberculeuse dont elle redoutait la contagion pour son enfant.

Dès l'entrée du suspect tuberculeux dans mon cabinet, sa superbe apparence de santé ne me sembla guère d'accord avec les craintes exprimées par sa maîtresse. Un examen général me confirma dans ma première impression, et l'examen laryngoscopique vint finalement la corroborer : le malade était atteint d'aphonie symptomatique d'un polype.

La tumeur, grosse comme un petit pois, était située au

niveau de la face inférieure de la corde vocale gauche. Comprimée pendant la phonation entre les deux cordes vocales qui cherchaient en vain à se juxtaposer, elle ne laissait voir qu'un petit segment de sa surface.

A plusieurs reprises, je tentai, après cocaïnisation, l'arrachement de la tumeur ; et dans ce but, je pris, quittai, repris successivement la pince latérale de Fauvel, les pinces antéro-postérieures de Cusco, de Ruault, de Mathieu. Ces tentatives n'eurent aucun succès ; avec telle pince l'opération échouait par défaut d'adaptation de l'instrument ; avec les autres, par défaut de précision dans le mouvement opératoire, puisqu'au dernier moment, lorsqu'après avoir bien vu le polype, j'arrivais sur lui pour le saisir, l'épaisseur des branches me cachait le champ opératoire, et à vouloir finir quand même l'opération, il eût fallu faire l'excision à l'aveuglette.

C'est alors que j'eus recours à ma pince fenêtrée, qui me permit enfin de saisir le polype et d'en faire l'ablation. Avec elle, ayant le libre accès du champ opératoire, j'étais sûr de mon mouvement, sûr enfin de la préhension et de la section du polype, puisqu'à l'instant même je le voyais niché dans la cavité des cuillers tranchantes.

Inutile d'ajouter qu'immédiatement après l'opération, la voix de mon client, quoique légèrement voilée encore, reprenait son timbre normal ; que huit jours après, elle était absolument pure, et finalement que, depuis ce temps, toute trace d'enrouement a disparu.

Angers, imprimerie Lachèse et Cie, chaussée Saint-Pierre, 4.

Angers, imprimerie Lachèse et Cie, chaussée Saint-Pierre, 4